AF384550

HAMAC ARTICULÉ — FAUTEUIL MÉCANIQUE

APPAREIL A FRACTURES

— DE M. GROS, DE DIJON —

RECUEIL

DES APPRÉCIATIONS

FAITES PAR LES CORPS SAVANTS

et par Messieurs les Médecins et Chirurgiens qui les ont employés.

GRANDE MÉDAILLE D'ARGENT

décernée par l'Académie des Sciences, Arts et Belles-Lettres de Dijon, au Concours du 24 août 1855.

APPAREIL A LEVER LES MALADES

SANS LES TOUCHER

ET MACHINE A EXTENSION ET CONTRE – EXTENSION PERMANENTE

POUR FRACTURES DES MEMBRES INFÉRIEURS,

INVENTÉS

PAR M. GROS,

ancien sous-officier d'artillerie, rue Saint-Philibert, 24, à Dijon, (Côte-d'Or), breveté (s. g. d. g.),
FOURNISSEUR DES HOPITAUX CIVILS ET MILITAIRES.

Un Rapport de l'Académie impériale de Médecine de Paris a sanctionné à l'unanimité la supériorité de ces Appareils sur tous ceux inventés jusqu'à ce jour.

Utilité de l'appareil.

Cet appareil est destiné à lever les malades sans les toucher et à leur faire prendre les positions les plus convenables à leur situation par un mécanisme des plus simples, et qu'un enfant de douze à treize ans peut mettre en action. *On fait le lit du malade, on lui donne le plat-bassin, on change d'alèze et de drap du dessous sans le découvrir. On le lève de même sans le découvrir, on le place assis; le soulèvement des bras ou des jambes, ensemble, séparément ou alternativement, s'exécute sans peine et sans effort; on exécute de même l'inclinaison sur l'un ou l'autre côté; enfin on peut mettre le malade au bain, l'en retirer et le replacer sur son lit avec facilité et surtout sans secousse; il en est de même pour le déposer sur un fauteuil ou un canapé. Cet appareil peut, au besoin, servir de délasseuse soit dans un jardin, fixé à une branche d'arbre ou à un objet quelconque, soit même au milieu d'un appartement, de manière à ce que l'air puisse circuler tout autour et par-dessous la personne qui repose.* Les quatre figures jointes à la description qu'on va lire font connaître les diverses fonctions de l'appareil ; la fonction relative à l'inclinaison de droite ou de gauche sera démontrée par l'explication de la figure n° 1.

Pose du cadre sur le lit, et placement du malade sur le cadre.

Le malade étant couché, on retrousse des deux côtés et au pied du lit la couverture et le drap du dessus sur le malade ; on lui soulève un peu la tête ; on ôte les oreillers et le traversin, s'il y en a un ; on passe le cadre démuni de ses sangles par-dessus la tête du malade ; on le pose sur le drap du dessous, parallèlement au malade ; de suite on place les deux oreillers sur le petit cadre mouvant ou chevet, où l'on pose la tête du malade ; on passe ensuite les cinq sangles sous le malade, en appuyant sur le matelas de manière à n'occasionner aucun mouvement au malade ; dont la première sous les mollets, la deuxième sous les genoux, la troisième sous les cuisses, la quatrième sous les reins et la cinquième sous le siége ; puis on les fixe par les boucles en ficelle aux crochets posés sur les côtés du cadre.

Premier mouvement.

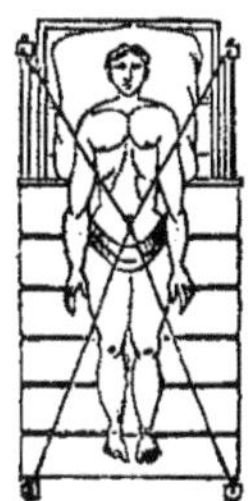
(fig. 1.)

Figure 1. — Le malade est posé sur l'appareil vu de plan, étant couvert de ses couvertures. Dans cette position, pour enlever le malade horizontalement, on passe la boucle pratiquée au centre des deux cordes fixées à chaque grand côté du cadre dans le crochet de la moufle établie et fixée d'avance au plafond et par tout autre moyen (1) ; puis on tire la corde de la moufle, on enlève le malade à la hauteur voulue, et on fixe la position au moyen d'une boucle que l'on pratique dans la corde de la moufle, boucle que l'on fixe à un crochet adhérent à un des grands côtés du cadre ; le malade reste donc suspendu à la hauteur nécessaire, pour que le garde, qui est libre de tous ses mouvements, puisse faire son service sans embarras. Dans cette position, on peut tourner le malade en travers de son lit, et même lui mettre la tête aux pieds, en faisant tourner le cadre avec la main ; il faut faire attention que les nœuds pratiqués à peu près au milieu dans les deux cordes du grand cadre, et qui doivent se

(1) Il est indispensable que le crochet de la moufle soit placé dans l'anneau d'une vis à bois ou d'un piton fixé solidement au plafond, posé perpendiculairement au nombril du malade, considéré comme centre de gravité du corps.

Dans la pratique civile, s'il se trouvait qu'un ciel de lit empêchât de placer au plafond le piton qui sert de point d'appui, on le poserait en face du lit, de manière à l'amener perpendiculairement au piton, pour enlever le malade ; cette méthode donne la facilité de tourner tout autour du malade, afin de lui prodiguer les soins dont il peut avoir besoin.

fixer au crochet de la moufle inférieure, soient toujours dans une position telle, que le malade soit suspendu horizontalement; on peut faire couler ces nœuds à volonté, soit du côté de la tête, soit du côté des pieds.

Deuxième mouvement.

Le service achevé, pour replacer le malade sur son lit, il suffit de décrocher la boucle de la corde de la moufle arrêtée, comme il a été dit, par un crochet fixé à un des grands côtés du cadre ; on laisse couler la corde de la moufle, et le malade se trouve replacé sur son lit. Pour donner le plat-bassin au malade, il suffit de décrocher seulement la sangle qui passe sous les fesses, et, pour peu que l'on soulève le malade (*par le même moyen indiqué ci-dessus*), la sangle décrochée tombe; on place le bassin sous le siége du malade, on tient le cadre d'une main, la corde de la moufle de l'autre, et on laisse descendre le malade de manière à ce que ses fesses touchent légèrement les bords du bassin; il est inutile de dire que l'on soulève un peu le malade en tirant la corde de la moufle, afin de pouvoir retirer le bassin.

Troisième mouvement.

Le malade étant placé horizontalement sur le cadre, pour l'incliner de droite à gauche, ou de gauche à droite, on fixe au crochet de la moufle la corde placée au grand côté du cadre, correspondant à l'inclinaison à donner ; puis on tire la corde de la moufle, et on arrête le mouvement de traction lorsqu'on est arrivé à l'angle d'inclinaison nécessaire. On peut donner un lavement au malade dans cette position, comme dans celle ayant les jambes levées (*voir la figure* 2), et dans celle où le malade est suspendu pour faire son lit (*voir la figure* 1); mais la sangle correspondant aux fesses détachée d'un côté seulement. Le malade étant incliné sur l'un ou l'autre côté, on place en long un coussin en dehors des sangles, afin de soutenir le malade dans cette position le temps qu'il peut la supporter; ce coussin ou oreiller est placé pour empêcher le malade d'avoir froid, attendu que le cadre, dans cette position, soulève un peu les couvertures du lit.

Le Malade suspendu pour lui donner le plat-bassin et vu la jambe levée.

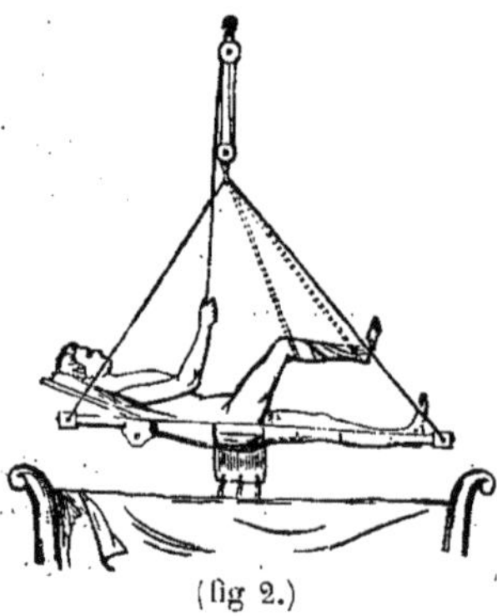

(fig 2.)

Figure 2. — Ce mouvement s'exécute au moyen d'une sangle posée près du talon (cette sangle porte un sous-pied) et d'une ficelle munie d'une boucle; cette boucle est fixée au crochet de la moufle. Tout étant ainsi disposé, on tire la corde de la moufle, la jambe suit le mouvement imprimé à la corde; et, lorsqu'elle est arrivée à la hauteur nécessaire pour exécuter les opérations indiquées, on le fixe comme il a été dit.

On peut également soulever les deux jambes ensemble si le cas l'exige.

Le Malade vu assis.

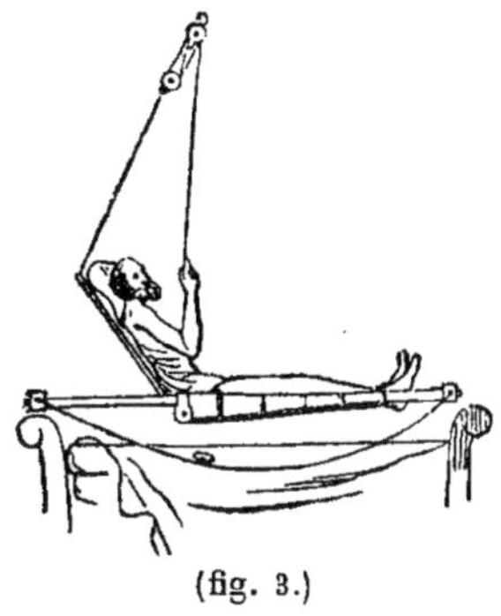

(fig. 3.)

Figure 3. — Pour placer le malade dans la position indiquée par la figure n° 3, il suffit de se rappeler que le grand cadre porte à l'une de ses extrémités un cadre plus petit qui se meut sur articulation, et qu'à la partie supérieure de ce petit cadre est fixée une corde. On accrochera cette corde par le milieu au crochet de la moufle, dont on tirera doucement la corde ; la partie antérieure du malade suivra le mouvement du petit cadre, mouvement qu'on arrêtera quand on aura obtenu l'inclinaison cherchée.

On doit observer que si le malade est libre de ses bras, il pourra exécuter lui-même cette petite manœuvre.

Pour replacer le malade, il suffit de décrocher la corde du petit cadre de la moufle, et la première position sera reprise doucement et sans secousse.

On peut aussi, avec cet appareil, changer le drap du lit du dessous sans soulever le malade ; et, en l'inclinant sur l'un des côtés et plaçant le drap sale contre le malade, plaçant un drap propre parallèlement au sale, inclinant le malade du côté opposé, par ce moyen le drap sale se trouve dégagé de dessous le malade ; on tire le bord du drap propre pour l'étendre sur le lit, et le malade se trouve changé de linge sans le soulever.

Le Malade vu muni de l'appareil à descendre dans le bain.

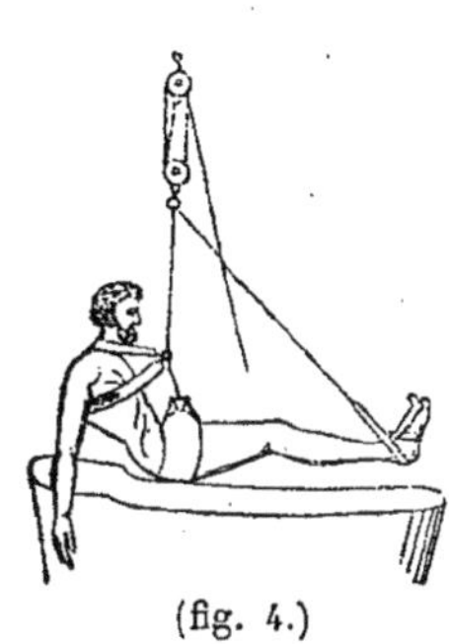

(fig. 4.)

Figure 4. — Le malade placé horizontalement sur le cadre, on décroche d'un bout seulement la sangle qui passe sous les fesses, et on enlève le malade, comme il a été dit dans la description de la première figure ; arrivé à une hauteur convenable, on passe sous le cadre et sur la sangle décrochée une sangle portant un crochet à chacune de ses extrémités ; on fixe à ces crochets les deux boucles d'une corde placée à l'avance au crochet de la moufle inférieure ; on place le malade dans la position assise par la mise en mouvement du petit cadre ; on lui passe alors sous les bras une sangle étroite qui lui prend le corps par derrière ; cette sangle porte à ses extrémités un crochet qui s'adapte à la corde où sont placés les deux crochets de la sangle qui passe sous les fesses ; une autre sangle, semblable à l'étroite, se place sous la nuque de la même manière que celle de dessous les bras ; elle sert à soutenir la tête du malade ; puis on place les deux jambes du malade dans la sangle à sous-pied (*voir la figure* 4), qui s'adapte par une corde portant une boucle à son extrémité au même crochet de la moufle : le malade est alors assis comme dans un fauteuil. Le tout étant ainsi disposé, on tire la corde de la moufle, on enlève le malade à la hauteur voulue ; là on fait une boucle à la corde de la moufle, on fixe cette boucle à un des crochets de la sangle sur laquelle le malade est assis ; le malade reste donc suspendu, le grand cadre reste sur le lit ; on retire le lit, on lui substitue la baignoire, dans laquelle on descend le malade. *Dans les hôpitaux ou même dans les appartements où les plafonds sont très élevés, on peut placer la baignoire à côté du lit, et, en tirant le malade sur le côté, le descendre dans le bain sans déranger le lit.*

Le bain étant pris, on enlève le malade à la hauteur nécessaire pour retirer la baignoire ; on remet le lit en place et on y dépose le malade. Pour retirer la sangle qui passe sous le siége dans l'appareil à bain, on fixe les deux cordes du grand cadre au crochet de la moufle ; on soulève un peu le malade, ayant soin que la sangle du grand cadre qui correspond aux fesses soit décrochée, et on retire aisément la sangle du siége. Toute cette manœuvre a été exécutée en moins de temps qu'on en met à lire la description, et tout cela avec facilité, sans secousse et sans fatigue pour le malade.

On peut aussi, avec cet appareil (*figure* 4), déposer le malade sur un fauteuil, un canapé, etc.

Explication pour les Hôpitaux et la pratique civile
où les plafonds sont très élevés.

On place toujours le piton, qui sert de point d'appui, au plafond, perpendiculairement en élévation au nombril du malade, considéré comme centre de gravité du corps.

Malgré la hauteur des plafonds, il ne faut pas que la moufle supérieure soit fixée à plus de 2 mètres 60 centimètres du sol ; pour les appartements qui dépassent cette hauteur, on place une tringle en fer qui porte un crochet à chacune de ses extrémités, que l'on fixe au piton placé au plafond, afin d'en réduire la hauteur à 2 mètres 60 centimètres environ ; cette précaution est indispensable afin d'éviter la torsion des cordes des moufles, chose qui arrive toujours lorsqu'elles sont trop distantes l'une de l'autre. (*On peut placer une corde au lieu de tringle, en la passant dans l'anneau du piton placé au plafond, et en réunissant les deux extrémités et faisant un nœud qui ne coule pas ; puis on fixe le crochet de la moufle supérieure, qui doit se trouver à la hauteur désignée ci-dessus.*) Si toutefois la corde de la moufle se trouvait trop courte, c'est que la tringle en fer ou la corde serait trop courte, attendu que celles des moufles sont coupées de longueur.

Explication pour les lits en fer et à rideaux
dans les Hôpitaux civils.

Manière de placer le chevalet en fer sur les tringles plates qui forment l'encadrement du ciel de lit, afin d'élever le point d'appui à la distance voulue sans atteindre le plafond.

On ôte le ciel de lit, s'il y en a un; on supprime la traverse en fer qui relie les deux tringles supérieures longitudinales de l'encadrement; on place le chevalet sur ces tringles, ayant soin de faire entrer lesdites tringles dans les quatre chapes ou fourchettes qui forment les extrémités inférieures du chevalet; cela fait, on fixe le crochet de la moufle supérieure dans l'anneau qui se trouve entre les quatre branches et à la partie supérieure du chevalet; il faut que la moufle inférieure passe un peu plus du côté de la tête du lit que de l'endroit où était primitivement la traverse, pour avoir à peu près le centre de gravité ; si le malade était descendu du côté des pieds du lit, ce qui arrive souvent, la position du chevalet peut varier à volonté.

Observation utile.

Lorsque le malade est placé sur l'appareil, et que les sangles qui passent sous lui sont tendues, s'il se trouvait que le malade se plaignît de la tension de ces sangles, on les décroche d'un bout seulement, principalement celle des reins et celle des cuisses; dans cet état le malade ne peut plus ressentir de douleurs occasionnées par la tension de ces sangles ; on a soin de les raccrocher lorsque l'on veut soulever le malade soit pour faire son lit ou lui donner le plat-bassin. Si toutefois un malade était d'une taille extraordinaire et que le cadre fût trop court, on dévisse une des vis à bois à chacun des coussinets sur lesquels le petit cadre se meut ; on pousse ces deux coussinets du côté de la tête autant qu'on le désire, on remet les vis en place, et l'appareil est rallongé de ce que l'on veut.

Lorsque dans un appartement on ne peut prendre au plafond le point d'appui, on peut se servir du procédé suivant : on place soit en long, soit en travers du lit, une paire de tréteaux destinés à recevoir le crochet de la moufle supérieure au moyen d'un anneau en corde qui glisse à volonté pour permettre d'atteindre le centre de gravité du corps du malade.

Machine à extension et contre-extension permanente pour les fractures des membres inférieurs.

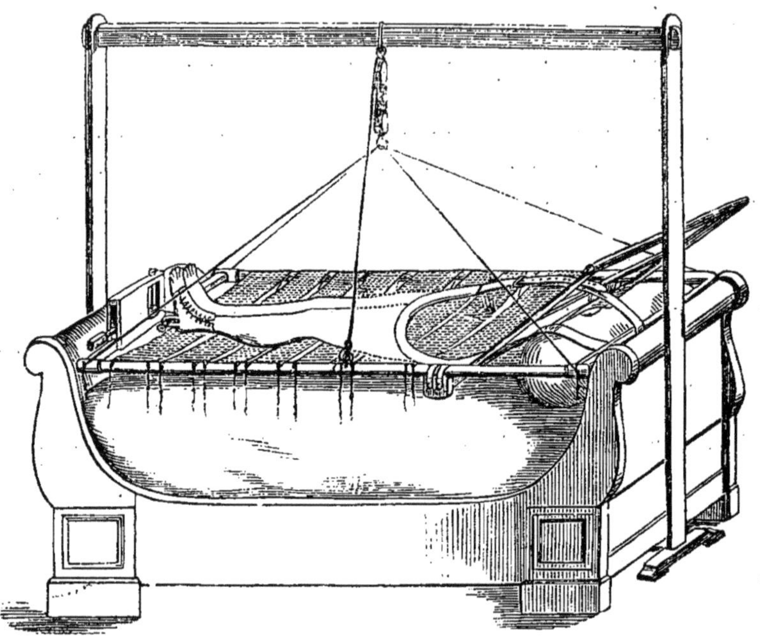

Pour se servir de cette machine, on la fixe, au moyen d'une vis à bois, sur la traverse du pied de l'appareil à lever les malades.

La machine fixée, comme il vient d'être dit, la contre-extension s'opère en plaçant le sous-cuisse que l'on fixe à la traverse supérieure du grand cadre ; on le serre au moyen de la courroie en cuir qui passe dans la boucle de l'autre extrémité, puis on place le pied de la jambe fracturée dans un chausson lacé ; on engage l'étrier en bois tenant à la corde qui passe sur la poulie mobile de renvoi dans les deux boucles en tresse attenant au chausson, puis on tourne la vis à gauche avec deux doigts seulement, et l'extension s'opère selon l'axe de la jambe.

Ce point important est obtenu facilement au moyen de dix trous percés sous l'écrou de la vis, où l'on place une cheville qui permet au chirurgien de pratiquer l'extension à la hauteur qu'il juge convenable.

L'extension et la contre-extension étant données, on peut, sans découvrir le malade et sans occasionner de dérangement nuisible à la fracture, le suspendre pour faire son lit ou pour tout autre besoin qu'exigerait sa position.

Cette machine a été mise en pratique par plusieurs docteurs. Pour des fractures obliques du fémur, elle a permis d'obtenir des consolidations sans le moindre raccourcissement.

Partout où ces appareils sont mis en pratique, on en est satisfait.

Ces appareils peuvent être vendus séparément, selon le besoin.

L'appareil à suspension et celui à descendre les malades dans le bain sont mis en usage dans les hôpitaux de Paris : à Beaujon, à l'Hôtel-Dieu, à la Pitié, à Saint-Louis, à Saint-Antoine, à la Clinique, à Lariboissière, au Val-de-Grâce, au Gros-Caillou, à l'hôpital Rotschild ; — à l'Hôtel-Dieu de Lyon ; à l'hôpital civil et militaire de Montpellier ; à celui de la marine à Toulon ; à l'hôpital civil et militaire de Soissons ; à celui de Dreux ; à l'hôpital civil de Versailles ; à ceux de Nantes, Orléans et Melun ; aux deux hôpitaux de Strasbourg ; au Grand-Hôpital de Dijon ; et, dans le département de la Côte-d'Or, aux hôpitaux d'Auxonne, de Châtillon, Semur, Saulieu et Sainte-Reine ; — et sur plusieurs points de la France dans la pratique civile, notamment à Paris, Dijon, Versailles, Besançon et beauboup d'autres hôpitaux.

On trouve aussi à la même adresse des fauteuils mécaniques pour malades, inventés par M. Gros, depuis 150 fr. jusqu'à 250 fr. et au-dessus.

HAMAC ARTICULÉ — FAUTEUIL MÉCANIQUE

APPAREIL A FRACTURES

DE M. GROS, DE DIJON

RECUEIL

DES APPRÉCIATIONS

FAITES PAR LES CORPS SAVANTS

et par Messieurs les Médecins et Chirurgiens qui les ont employés.

Rapport sur un Appareil à lever les malades sans les toucher, présenté à l'Académie impériale de Médecine par M. GROS (de Dijon), ancien sous-officier d'artillerie. — Commissaires : MM. Jobert (de Lamballe) et Bégin, rapporteur.

Dans la séance du 20 février 1855, l'Académie a renvoyé à deux commissaires, M. Jobert (de Lamballe) et moi, l'examen d'un appareil proposé par M. Gros (de Dijon), qui a pour objet de soulever les malades et blessés sans leur occasionner de douleur, et sans fatigue pour les personnes chargées de l'opération.

Cette indication de rendre prompts, simples et faciles à exécuter les déplacements qu'il est indispensable d'imprimer aux malades atteints de lésions graves et incapables, par une cause quelconque, de s'aider eux-mêmes, a frappé depuis longtemps les praticiens, et un grand nombre d'appareils ont été imaginés pour y satisfaire.

Il serait parfaitement inutile de retracer ici l'historique de ces sortes de lits, et des modifications successives qu'ils ont reçues. Ce qui frappe le plus dans l'étude qu'on en peut faire, c'est, d'une part, la persévérance des mécaniciens à les varier et à les perfectionner, et, de l'autre, l'insouciance obstinée pour leur emploi, qui s'est obstinément continuée, aussi bien dans les établissements publics que dans les maisons particulières.

Si la plupart de ces appareils sont restés méconnus ou sans application, on peut en accuser sans doute, pour beaucoup d'entr'eux, leur complication,

*

leur prix élevé, la difficulté de les mettre en place et de les manœuvrer, et jusqu'à leur volume quelquefois encombrant. Mais ce qui les a fait repousser avec le plus d'énergie, c'est incontestablement la résistance passive et opiniâtre de l'esprit de routine, si tenace, si indifférent ou si hostile aux progrès qui contrarient ses habitudes.

Qui de nous n'a été frappé, presque chaque jour, dans nos hôpitaux, et plus encore dans la pratique civile, du labeur prolongé autant que pénible qu'entraîne, pour certains malades ou blessés, le changement de draps et de lits, le pansement des plaies gangréneuses aux régions postérieures du tronc, le placement et le retrait de vases destinés à recevoir les déjections, l'administration des bains, et tant d'autres circonstances de la vie morbide, si l'on peut s'exprimer ainsi, qu'il serait trop long d'énumérer? Combien de fois la durée de ces manœuvres, l'obligation de réunir pour les exécuter plusieurs infirmiers ou hommes doués d'une force suffisante, la fatigue qu'elles occasionnent, les difficultés que le poids, la prostration, la douleur, les cris, l'agitation, la résistance des malades apportent à leur accomplissement; combien de fois, disons-nous, ces obstacles, contre lesquels on ne lutte pas toujours avec succès, ne portent-ils pas à les éloigner autant que possible, et à négliger, ou du moins à ne pas rendre aussi complets qu'ils devraient l'être, des soins de propreté d'autant plus essentiels que les affections qui les rendent nécessaires sont plus graves?

De là cette foule de petits procédés, et de ce que l'on pourrait appeler des subterfuges hygiéniques, que l'on voit si généralement employer pour pailler ou dissimuler les infections et les pourritures dans lesquelles certains malades restent plongés, au grand préjudice de leur rétablissement et au détriment de la salubrité des salles. Que sont, en effet, ces alèzes placées sous le siége, roulées d'un côté, tirées successivement du côté opposé, et y formant dans le lit un rouleau imbibé de déjections putrides? Que sont ces draps étendus à grand'peine sur des couchages imprégnés dans toute leur épaisseur d'urine et d'autres saletés? Que sont ces toiles cirées et autres tissus imperméables, destinés à préserver les matelas en retenant toutes les humidités, et en ajoutant la macération des téguments à l'infection du lit? Que sont, disons-nous, dans la plupart des cas, ces moyens, sinon des demi-soins, dont il faut bien se contenter dans l'impossibilité de faire mieux en n'employant que des bras qui ne sont pas toujours disponibles?

Les appareils qui nous occupent sont au service des hôpitaux ce que les machines sont à l'industrie. En permettant de donner aux malades, instantanément, sans secousse, sans fatigue, avec régularité et précision, tous les soins de propreté que leur état réclame, ils offrent, dans notre pensée, de tels avantages que nous n'hésitons pas à appeler sur leur emploi l'attention non seulement des médecins, mais des administrateurs. Nous voudrions qu'un certain nombre de ces appareils existassent en permanence dans les salles, et que les infirmiers et servants fussent exercés à les manœuvrer. Nous ne doutons pas qu'il ne résultât de la généralisation de ce système un grand bienfait pour les malades, un soulagement considérable pour les personnes qui les soignent, et une amélioration sensible et précieuse, en maintes circonstances, de la salubrité des locaux.

Il serait à désirer que ce progrès s'étendît à l'intérieur des familles pour être appliqué dans les cas d'accouchement, ou de maladies et d'accidents graves, qui occasionnent trop fréquemment des embarras insurmontables. Ces appareils, dont les garde-malades apprendraient bientôt à se servir, prendraient rang parmi tant d'objets bien moins utiles que la prévoyance réunit pour la commodité de la vie, ou en vue des éventualités de besoins accidentels à satisfaire.

Nous avons déjà dit que la plupart des appareils proposés jusqu'à présent offraient des complications qui avaient éloigné de leur emploi. Celui de M. Gros ne peut encourir le même reproche.

Il se compose d'un cadre solide en bois, de la longueur et de la forme d'un lit ordinaire, pour une seule personne. A la partie qui correspond à la tête et au tronc, ce cadre porte un cadre secondaire articulé au niveau des reins, et se mouvant de la tête vers le bassin.

Le malade étant assis dans son lit, garni comme de coutume, on passe le cadre par-dessus sa tête, on garnit le petit cadre d'oreillers, et on le couche. Cinq sangles formant un plan continu, et placées à la hauteur des reins, du siége, des cuisses, des genoux et des jambes, sont glissées sous ces parties et fixées par leurs extrémités à des crochets disposés sur les côtés du cadre.

Deux cordes solides, formant anses, attachées par leurs extrémités aux angles du cadre, le long des grands côtés, portent chacune une boucle à leur milieu. Le petit cadre peut être mu séparément au moyen d'une corde attachée à sa partie supérieure.

Au-dessus du malade, au point correspondant à peu près à l'ombilic, est fixé solidement au plafond ou au ciel du lit, un piton destiné à recevoir le crochet d'une moufle, garnie intérieurement d'un second crochet.

Telles sont les pièces principales de l'appareil. S'agit-il de soulever le malade et de le séparer du lit, les boucles des deux cordes latérales sont engagées dans le crochet inférieur de la moufle, et, en tirant sur la corde de celle-ci, on élève le cadre et le malade à la hauteur voulue, à laquelle on le fixe pour le temps jugé nécessaire, en attachant la corde de traction à un crochet placé sur le côté du cadre. A-t-on besoin d'incliner latéralement le patient, il suffit de ne passer que la boucle d'une des cordes latérales dans le crochet de la moufle et d'exécuter la même manœuvre. Veut-on découvrir la région sacrée pour y appliquer un pansement, ou celle de l'anus pour recevoir les déjections, la sangle placée sous l'une ou l'autre de ces régions étant préalablement décrochée du cadre, le malade est soulevé comme il a été dit, et les soins nécessaires lui sont donnés. La tête et le tronc doivent-ils être mus isolément, la corde du petit cadre est engagée seule dans le crochet de la moufle, et le jeu de celle-ci produit l'effet désiré. Veut-on ne tenir en suspension que l'un des membres inférieurs ou tous les deux, une sangle formant sous-pied est placée au-dessous de ces parties, et ses extrémités garnies d'anneaux sont réunies par une corde, laquelle, engagée dans le crochet de la moufle, permet d'opérer la même manœuvre. Enfin, au moyen de sangles glissées sous la nuque, le thorax, le siége et les membres inférieurs, et rattachées à la moufle, il est facile d'enlever le malade en laissant le cadre en place, et de le descendre dans une baignoire substituée à son lit, ou disposée à côté de ce lit, si la hauteur du point de suspension permet cette inclinaison.

Une seule personne suffit à exécuter ces différentes opérations et à fixer le cadre et le malade dans toutes les positions indiquées. Si le malade jouit de ses facultés, il peut agir seul, et surtout varier à volonté les inclinaisons de la tête et du tronc, rendues si souvent insupportables par une immobilité longtemps prolongée.

L'appareil de M. Gros, dont plusieurs éléments se retrouvent dans quelques autres antérieurement proposés, ne peut sans doute être considéré comme la dernière expression des progrès de la mécanique appliquée à l'art de guérir ; mais la simplicité de sa construction, son peu de volume, la facilité de sa manœuvre, la possibilité de l'employer partout, à la manière du bâtonnet transversal suspendu à une corde, qui sert aux malades à se soulever momentanément, et enfin la modicité de son prix, sont autant de conditions qui le recommandent à l'attention des praticiens et des administrateurs, et aux encouragements de l'Académie.

M. Bégin fait remarquer que le point sur lequel il a voulu attirer l'attention, c'est qu'il y a utilité réelle à employer ces appareils qui permettent de soulever les malades et de changer leur lit sans leur faire subir de déplacements douloureux. Les manœuvres ordinaires donnent lieu à des conditions d'insalubrité dont il est facile de prévoir l'influence sur les malades agglomérés.

M. Robinet cite des faits qui prouvent la nécessité qu'il y aurait à avoir dans chaque salle de chirurgie un des appareils dont M. Bégin vient de signaler les avantages. Il propose, comme mesure d'utilité, que l'Académie fasse part au ministre des considérations développées par M. Bégin.

M. Moreau appuie la proposition de M. Robinet et la complète en demandant qu'une copie du rapport soit adressée aux ministres de la guerre et de la marine.

Ces propositions sont mises aux voix et adoptées.

Rapport de M. Boucher.

Le 8 décembre 1852, un ancien sous-officier du corps impérial de l'artillerie, M. Gros, appela l'attention de l'Académie sur un appareil mécanique de son invention, destiné à rendre moins douloureux les mouvements des blessés ou des malades pendant le cours d'un traitement généralement assez prolongé.

A la suite de cette communication, M. le président chargea MM. Billet, Brulet, Vallot, Ripault, Gaulin et Boucher de rendre compte à l'Académie des résultats obtenus au moyen de l'appareil proposé à notre sanction. La commission devait être appelée à voir fonctionner sous ses yeux deux de ces instruments, que M. Gros avait remis à l'administration de l'hôpital pour y être appliqués à la fois au soulagement des blessés et aux expériences nécessaires pour mettre dans tout leur jour les avantages ou les inconvénients d'un appareil de cette nature.

Jusqu'à aujourd'hui, la commission n'a point été appelée ; mais un accident très grave arrivé à la porte Saint-Pierre, le 6 avril dernier, fournit à l'un des membres de cette commission l'occasion d'observer l'appareil en fonctions.

Le membre dont il s'agit se hâta d'appeler deux de ses collègues et ensuite les autres membres de la commission, ce qui permit d'examiner à loisir les résultats obtenus au moyen de cet appareil.

Je n'ai point ici à parler du malade ; tout ce que je dois en dire se borne à ceci : entraîné d'une hauteur de 20 à 25 pieds par un éboulement de charpente considérable, l'ouvrier dont il s'agit avait été frappé à terre par la pièce principale, et s'il n'avait pas perdu la vie sur-le-champ, il ne l'avait dû qu'à ce concours de circonstances que nous sommes forcés d'appeler le hasard. Relevé sans connaissance, on l'avait jugé frappé à mort, quoique, Dieu merci! il soit aujourd'hui plein de vie ; mais on comprend quelles lésions durent être la suite d'une chute semblable, et quelles douleurs devaient être la suite des moindres mouvements!

Il y avait deux ou trois jours que l'accident était arrivé, et l'on en était, comme toujours, aux expédients pour rendre moins intolérables au pauvre malade les énormes fatigues qu'entraîne habituellement l'immobilité si recommandée.

M. Gros vint alors offrir son appareil mécanique, le plaça, et à partir de ce moment on put faire deux fois par jour le lit du malade sans le fatiguer ; on put le tourner, relever sa tête, le corps, suivant les besoins, et tout cela sans effort, sans souffrance ; le malade lui-même faisait d'une seule main la petite opération nécessaire pour soulever la tête au degré convenable.

Quant au mécanisme, il est d'une simplicité toute primitive, et c'est là peut-être un de ses principaux mérites. L'appareil se compose essentiellement de deux pièces : 1° un cadre en bois un peu moins long et un peu moins large qu'un lit ordinaire, et 2° une moufle surmontée par un crochet à vis et fixée au plafond. Le malade est mis dans le cadre dont nous avons parlé ; on glisse sous lui un certain nombre de larges courroies en tresses calculées pour supporter les principaux points d'appui du malade dans le décubitus dorsal, et ces courroies une fois arrêtées aux deux côtés du cadre, on fixe à un autre crochet sous la moufle le milieu de deux cordes dont les extrémités sont attachées aux angles du cadre. On comprend alors qu'avec un effort très petit, qui représente seulement le sixième de la résistance, on puisse enlever le malade dans une espèce de lit factice, très bien calculé, où il peut rester à son aise pendant tout le temps nécessaire pour changer le lit ou le refaire, après quoi le malade est redescendu doucement et remis à sa place.

La courroie qui devrait supporter la tête est remplacée par un second petit cadre mobile dans l'intérieur du grand et qui permet de relever d'une manière indépendante la tête et même le tronc.

Dans les appareils actuels, tels que les construit M. Gros, l'axe sur lequel tourne le petit cadre est fixé dans le grand.

Nous avons représenté à M. Gros qu'il serait utile de pouvoir fixer cet axe à volonté, plus près ou plus loin le long du grand cadre, suivant les besoins, et que ce résultat était facile à obtenir en faisant glisser cet axe dans une coulisse où il serait toujours aisé de l'arrêter avec une vis. M. Gros avait aperçu comme nous cette utilité, et tous les appareils qu'il confectionnera désormais le seront dans ces conditions. On comprend, du reste, combien il est aisé d'ajouter à l'appareil quelques détails faciles à improviser, suivant qu'on a besoin de soulever séparément un bras ou une jambe.

Un avantage essentiel qu'offre encore l'appareil de M. Gros, c'est de pouvoir donner facilement aux blessés les bains qui leur sont souvent nécessaires, et ces avantages, on s'en prive presque toujours à cause des douleurs occasionnées par le mouvement. Avec l'appareil de M. Gros, au contraire, le malade est enlevé dans une sorte de hamac et déposé doucement dans la baignoire, qu'on amène sans secousse à la place du lit.

Tel est, Messieurs, le résultat de nos observations sur un appareil d'une grande simplicité, destiné à soulager des douleurs dont on ne peut guère se faire une idée que dans un hôpital, et à faciliter les soins que l'on est appelé à donner dans une foule de maladies.

Il y a eu sans doute des tentatives semblables, des fauteuils et des lits mécaniques. La commission ne croit point avoir à juger le mérite relatif de ces appareils plus ou moins compliqués, mais il lui a paru que celui de M. Gros était remarquable par son extrême simplicité, la multitude de ses applications et le prix très peu élevé auquel il est possible de livrer cet appareil aux familles ou aux administrations.

En conséquence, Messieurs, la commission vous propose, par mon organe, de remercier M. Gros pour son intéressante communication et d'accorder votre approbation entière à l'ingénieux appareil qu'il vous a soumis. La commission, du reste, désirerait aller plus loin, et ne croirait pas trop dépasser ses attributions en recommandant vivement à la commission des prix et médailles l'utile invention de M. Gros.

Dijon, le 17 mai 1853.

Rapport de M. Chanut sur l'appareil à lever les malades de M. GROS.

Messieurs,

Dans votre séance du 6 décembre 1852, d'après une demande de M. Gros, vous avez nommé une commission composée de MM. Vallée, Moine et Chanut, pour examiner une machine destinée à lever les malades et à les changer de position. M. Gros est l'inventeur de cette machine.

Votre commission s'est rendue chez M. Gros, et après examen fait, elle m'a chargé d'être auprès de vous l'interprète de son opinion.

La machine de M. Gros se compose d'un cadre en bois de la dimension ordinaire d'un lit. A l'extrémité supérieure, il y a un chevet articulé sur tourillon. Quatre sangles terminées par une courroie à boucle sont fixées aux branches latérales du cadre, disposition qui permet d'élever à volonté les sangles et le cadre. A chaque extrémité opposée de ces branches latérales, sont fixés les deux bouts d'une corde dont la laxité est calculée. Un cordeau est fixé aux deux extrémités de la partie supérieure du chevet ; ce cordeau et ceux des branches latérales du cadre viennent se fixer à un crochet placé au-dessous d'une moufle.

Sur une des branches latérales du cadre, se trouve un crochet destiné à soutenir le malade à une certaine élévation pour permettre les pansements ; c'est à ce crochet que vient se fixer par une boucle la corde qui passe sur la moufle ; un support quelconque étant placé à une certaine hauteur reçoit une paire de moufles à six brins.

C'est au moyen de ces moufles que la force destinée à mouvoir le malade est transmise et multipliée.

Telle est la disposition générale de la machine.

Cette machine, placée sur un lit, un malade reposant sur elle, peut être soulevé horizontalement, ramené plus ou moins dans la position verticale, incliné sur l'un ou l'autre côté ; au moyen du chevet, il peut être placé dans la position assise. Les membres supérieurs et inférieurs peuvent être soulevés en totalité ou isolément, au moyen de sangles qui s'adaptent au crochet des moufles ; l'élévation des membres est obtenue au degré désiré par le chirurgien.

Une seule personne peut obtenir tous ces mouvements avec la plus grande facilité, sans secousses pour le malade ; une force équivalant au sixième du poids du malade suffit pour qu'il puisse être soulevé. Un malade jouissant de l'usage de ses membres supérieurs peut se soulever seul, fixer le cadre, placer au besoin un plat-bassin sous lui, se remettre en place sans le secours de personne.

Cette machine, en outre, est susceptible d'une foule d'applications que le chirurgien déterminera selon les besoins.

M. Gros, au moyen d'un perfectionnement apporté à sa machine, soulève un malade, le conduit hors de son lit et le dépose dans une baignoire, puis il le fait sortir du bain et le reporte dans son lit.

Cette description, quoique incomplète, montre néanmoins quels avantages on peut retirer, soit dans les hôpitaux, soit dans la pratique civile, de la machine de M. Gros. On trouve en elle économie de temps, de force et un grand soulagement pour le malade.

Tous les mouvements que nous avons indiqués, nous les avons vu être opérés devant nous.

En conséquence, la commission pense que cet appareil est d'une utilité incontestable, et qu'il est à désirer, dans l'intérêt des malades, que son usage soit répandu, surtout dans les hôpitaux.

Le rapport ci-dessus a été approuvé par la Société de médecine dans sa séance du 16 mai 1853.

Ministère de la guerre.

Monsieur ,

Je n'ai pas oublié votre appareil à suspension des malades, et je l'ai même recommandé dernièrement à un confrère qui m'en demandait mon avis; mais je ne puis faire un rapport à ce sujet, sans y être invité par M. le Ministre de la guerre.

Quant au rapport qui doit être fait à la Société de chirurgie par M. Richet, je suis tout prêt à l'appuyer, comme membre de la commission ; mais je ne puis faire plus.

Signé : Baron H. LARREY.

Paris, le 10 décembre 1854.

Administration générale de l'Assistance publique à Paris.

Monsieur ,

M. le directeur de l'établissement me charge de vous annoncer que, sur sa proposition, l'administration centrale consent à faire l'achat des deux appareils à suspendre les malades, que vous aviez placés dans le service de MM. les docteurs Jobert de Lamballe et Langien, comme essai.

Nous avons supposé, Monsieur, que le meilleur rapport à faire sur l'utilité de vos appareils était d'en faire l'achat.

Pour le directeur, signé : GIRARDIN.

Hôtel-Dieu, le 14 janvier 1855.

Je soussigné, docteur en médecine, professeur de clinique chirurgicale à la Faculté de Paris, président de l'Académie impériale de médecine, commandeur de la Légion-d'Honneur, etc.,

Certifie avoir expérimenté dans mon service les lits à suspension, imaginés par M. Gros, et leur avoir reconnu des avantages réels dans les grands nombres d'affections chirurgicales, principalement dans celles où les mouvements sont difficiles et douloureux.

En foi de quoi, je lui ai délivré le présent certificat.

Signé : JOBERT DE LAMBALLE.

Paris, le 25 juin 1855.

MON CHER MONSIEUR GROS,

J'ai employé bien des fois votre hamac articulé destiné à soulever les malades, en permettant de leur appliquer tous les soins de propreté et toutes les ressources de l'intervention médico-chirurgicale ; j'ai mis en usage votre vis à extension ; c'est un moyen précieux dans un grand nombre de circonstances. Je vous félicite, Monsieur, de votre invention parce qu'elle est une bonne fortune pour les malades et les garde-malades ; je vous félicite surtout parce que votre appareil est à la portée de toutes les bourses ; et je vois dans un avenir peu éloigné toutes nos communes munies de ce précieux auxiliaire du médecin.

Agréez, je vous prie, mon cher Monsieur, l'assurance de ma haute considération.

Signé : BRULLET,
Chirurgien de l'hôpital Sainte-Anne.

P. S. — J'oubliais de vous parler de votre fauteuil-appareil ; les circonstances dans lesquelles j'ai dû l'employer ont été trop remarquables pour que je ne vous transmette pas les remercîments des personnes dont, grâce à votre admirable invention, la convalescence a commencé au début de la maladie.

Ministère de la guerre.

MONSIEUR,

M. le président du conseil de santé des armées me charge de vous faire connaître qu'une appréciation favorable du mérite de votre appareil à soulever les malades, et des avantages qu'il peut présenter, dans les hôpitaux, par son ingénieux mécanisme, a été exprimé à S. Exc. le Ministre de la guerre dans une dépêche en date du 23 février dernier.

En conséquence, pour obtenir que ce lit à suspension soit employé dans les établissements hospitaliers de l'armée, il serait nécessaire d'appeler l'attention du Ministre sur les secours que peut rendre ce nouveau moyen, afin que le conseil de santé soit invité à donner son avis sur l'opportunité de son adoption.

Le secrétaire du Conseil de santé,

Signé : RIBOULOT.

Paris, le 21 août 1855.

Empire français. — Préfecture de la Côte-d'Or.

Extrait du procès-verbal des délibérations du Conseil général (Session de 1855), *sur l'Appareil à soulever les malades, inventé par M. Gros.*

M. Misset, continuant ses communications, fait connaître au Conseil, dans un rapport qu'il présente au nom de la commission dont il est l'organe, les services qu'est appelé à rendre, dans les hôpitaux surtout, l'appareil à lever les malades inventé par M. Gros.

Ce rapport est ainsi conçu :

« Messieurs,

« L'appareil à soulever les malades inventé par M. Gros a reçu une
« heureuse application dans le département de la Côte-d'Or, et spéciale-
« ment dans les hôpitaux de Châtillon, Saulieu et Auxonne, où ont été
« placés trois appareils, dont vous avez voté le prix dans votre dernière
« session.
« L'usage de cette machine paraît, à cause de son utilité, devoir prendre
« une plus grande extension. Divers hôpitaux de Paris et de plusieurs
« villes importantes en sont pourvus, et l'inventeur fait en ce moment des
« démarches près de S. Exc. le Ministre de la guerre pour être appelé à
« Paris et enseigner aux infirmiers la manière de faire usage de sa ma-
« chine.
« On peut espérer que cette invention, appliquée dans nos ambulances,
« rendra de grands services à nos soldats, et cette considération a déter-
« miné votre commission à vous proposer d'accorder un témoignage de
« satisfaction à son auteur. »
Le Conseil général accueille cette proposition.

Monsieur,

L'Académie impériale de médecine vient d'adresser à M. le Ministre de l'agriculture et du commerce un rapport relatif à votre appareil destiné à soulever les malades.

Cette compagnie savante a déclaré que cet appareil, dont plusieurs éléments se retrouvent dans quelques autres inventions antérieurement pro-

posées, ne peut être considéré comme la dernière expression des progrès de la mécanique appliquée à l'art de guérir ; mais elle a ajouté que la simplicité de sa construction, son peu de volume, la facilité de sa manœuvre, la possibilité de l'employer partout à l'aide du bâtonnet transversal, enfin la modicité de son prix, sont autant de conditions qui le recommandent à l'attention des praticiens et des administrateurs, ainsi qu'aux encouragements de l'Académie elle-même.

Recevez, Monsieur, l'assurance de ma parfaite considération.

Le Préfet de la Côte-d'Or,
Signé : Baron de BRY.

Dijon, le 19 juillet 1856.

Monsieur,

Ainsi que cela est constaté dans le rapport que j'ai eu l'honneur de faire à l'Académie de Dijon, j'ai eu l'occasion d'observer dans tous ses détails, et le plaisir de faire observer à mes collègues votre appareil en fonction. Je ne puis vous exprimer combien les soins à donner dans un cas aussi grave ont été rendus faciles par l'application de cet appareil, et je me promets bien de recourir aux mêmes moyens toutes les fois que l'occasion les rendra nécessaires ou même utiles.

Signé : J. BOUCHER,
Docteur-médecin de l'Académie de Dijon.

Dijon, le 25 juillet 1853.

Le docteur soussigné certifie qu'ayant été atteint l'an dernier d'une sciatique des plus aiguës et des plus douloureuses, qui rendait chez lui les moindres mouvements inséparables de douleurs, il a eu recours au lit de M. Gros, et qu'à partir du moment où il a été placé par M. Gros lui-même sur l'appareil auquel il a donné son nom, les mouvements sont devenus faciles et son état beaucoup plus supportable. Il a passé trois semaines sur ce lit, auquel il trouve des avantages incontestables. Il est simple, peu coûteux, comparativement au prix élevé de la plupart des appareils de ce genre, et si facile à manœuvrer, que les forces d'un enfant suffiraient pour donner à un malade toutes les positions.

Signé : ROUX.
D.-M. P.

Dijon, le 24 août 1855.

Je certifie m'être servi du lit à suspension imaginé par M. Gros et je reconnais à ses appareils des avantages réels, dans tous les cas où les mouvements des malades sont trop douloureux ; c'est surtout dans les fractures des membres et dans les rhumatismes articulaires aigus que ces appareils m'ont rendu des services immenses.

Signé : GRABOWSKI,
D.-M. P.

Dijon, le 24 août 1855.

Je soussigné, docteur en médecine, déclare avoir employé une fois l'appareil de M. Gros, chez un malade atteint de fracture compliquée du tibia et du péroné. Je n'ai eu qu'à me louer de son usage et mon malade aussi.

Cet appareil remplit très bien le but de son auteur, et se recommande par sa simplicité et sa commodité.

Signé : VÉTU,
D.-M.

Dijon, le 25 août 1855.

Je soussigné, docteur en médecine, chirurgien de l'hôpital d'Auxonne, certifie qu'ayant fait usage, dans mon service, de l'appareil de M. Gros, j'ai reconnu qu'il est d'une très grande utilité, en ce qu'il permet de faire très facilement le lit du malade, de placer le bassin sous lui, de changer les alèzes et le drap du dessous, de panser les plaies du sacrum, et cela sans occasionner de secousses douloureuses au malade, sans le découvrir et sans déranger les appareils appliqués.

En foi de quoi, je lui ai délivré le présent.

Signé : G. ROSET,
D.-M. P.

Auxonne, le 25 août 1855.

Je soussigné, docteur de la Faculté de médecine de Paris, domicilié à Dijon, certifie avoir plusieurs fois fait adopter par des malades paralytiques le lit ou appareil à suspension inventé par M. Gros, et en avoir retiré des avantages incontestables pour la locomotion et le soulagement desdits malades.

Signé : DUGAST,
D.-M. P.

Dijon, le 25 août 1855.

Je soussigné, E.-L. Saverot, Président de chambre honoraire à la Cour impériale de Dijon, officier de la Légion-d'Honneur, certifie que le lit mécanique inventé par M. Gros est très utile pour tous les besoins qu'exige la position d'un malade privé de l'usage de ses membres ; cet appareil, simple et commode, présente l'avantage d'épargner au malade les douleurs que pourraient lui causer les mouvements nécessaires aux divers changements de position, et celui d'éviter beaucoup de peine et de fatigue aux personnes qui le soignent. Depuis *seize mois* qu'une attaque de goutte m'a privé de l'usage de mes jambes, je m'applaudis chaque jour d'avoir employé ce moyen.

Je suis heureux de trouver l'occasion de donner à l'Ingénieur mécanicien un témoignage de ma sincère reconnaissance, en attestant qu'il a rendu un véritable service aux personnes infirmes.

Pour mon père, qui ne peut signer en raison de son état de maladie,

Signé : VICTOR SAVEROT,
Procureur impérial.

Dijon, le 26 août 1855.

Je soussigné, docteur en médecine de la Faculté de Paris, chirurgien de l'hôpital de Sainte-Reine, certifie que l'appareil Gros à suspension, extension, contre-extension permanente, a rendu de grands services aux malades sur lesquels il a été appliqué.

Qu'un de ces malades (un ouvrier du chemin de fer blessé à Verrey) atteint d'une fracture à la cuisse est guéri sans raccourcissement.

Signé : BEAUFORT,
D.-M. P.

Hôpital Sainte-Reine, le 26 août 1855.

Mairie de Châtillon-sur-Seine.

MONSIEUR,

J'ai transmis à M. le chirurgien de l'hospice de Châtillon votre lettre du 24 de ce mois, par laquelle vous priez de vous délivrer un certificat constatant les services que votre appareil à suspension pour les malades, ainsi que la machine à extension et contre-extension permanente, a rendus aux blessés dans l'hôpital de Châtillon. Ce chirurgien m'a fait réponse que n'ayant pas encore expérimenté vos appareils, il se trouvait dans l'impossibilité de vous délivrer le certificat que vous lui réclamez.

A défaut de cette pièce, qui ne pouvait réellement vous être envoyée, je puis constater que l'expérience pratique que vous avez faite en présence de la commission administrative de l'hospice, et à laquelle ont assisté plusieurs médecins de la ville de Châtillon, a constaté la supériorité de votre appareil sur tous ceux employés jusqu'à ce jour.

Le Maire de la ville de Châtillon,
Signé : MARIOTTE.

Châtillon, le 26 août 1855.

Je certifie m'être servi du lit mécanique de M. Gros avec le plus grand avantage, tant pour les malades que pour le chirurgien.

Dans une circonstance récente, M. Gros a inventé une machine à extension continue pour les fractures des membres inférieurs ; cette machine qui s'adapte au lit mécanique a été à M. le docteur Bouché et à moi d'une grande utilité dans un cas de fracture oblique du fémur, et nous a permis d'obtenir une consolidation sans le moindre raccourcissement.

Signé : CHANUT,
Professeur suppléant à l'école de médecine à Dijon.

Dijon, le 27 août 1855.

M'étant servi du lit mécanique et de l'extension permanente de M. Gros, j'en ai obtenu les mêmes avantages que ces messieurs.

Signé : PARIS,
Professeur à l'école de médecine à Dijon.

Dijon, 29 août 1855.

Je soussigné, docteur en médecine de la Faculté de Paris, résidant à Dijon, certifie m'être servi avec un très grand avantage de l'appareil à suspension de M. Vivant Gros, demeurant à Dijon, rue du Refuge, 3, pour un cas de fracture; je déclare que ledit appareil a parfaitement fonctionné pour tous les besoins de la malade et lui a rendu dans sa position les plus grands services; il est bien à désirer que cet appareil, peu coûteux du reste, soit répandu dans tous les hôpitaux, et je me plais à le signaler comme une des inventions les plus simples et les plus utiles.

Signé : A. CANQUOIN,
D.-M. P.

Dijon, le 28 août 1855.

Je soussigné, docteur en médecine, domicilié à Arc-sur-Tille, canton de Dijon (est), Côte-d'Or, certifie avoir fait usage du lit mécanique inventé par M. Gros, et que je suis satisfait du service qu'il m'a rendu, surtout auprès des malades qui n'ont pas la faculté de se mouvoir.

En foi de quoi j'ai délivré le présent certificat.

Signé : L. ADAM.

Arc-sur-Tille, le 30 août 1855.

Hospices civils de Strasbourg.

Monsieur,

J'ai l'honneur de vous informer que, sur l'avis de nos professeurs de clinique, j'ai gardé pour le compte de l'hôpital le petit appareil à extension que vous m'avez envoyé.

Je saisis cette occasion pour vous exprimer ma satisfaction de voir vos efforts couronnés de ces succès progressifs.

Signé : le directeur de l'hôpital.

Strasbourg, le 7 janvier 1856.

Je soussigné, docteur en médecine de la Faculté de Paris, médecin à l'hôpital de Dijon, atteste que je me suis servi souvent des appareils de M. Gros dans les fractures de jambes et dans les fractures de cuisses; j'ai notamment utilisé le mécanisme à extension continue dans ces dernières affections, et c'est toujours avec le plus grand avantage pour la maladie que je les ai employés.

Signé : MORLOT,
D.-M. P.

Dijon, le 4 décembre 1861.

Je soussigné, docteur en médecine de la Faculté de Paris, médecin de l'hôpital général, certifie avoir employé avec beaucoup d'avantages l'appareil à lever les malades, inventé par M. Gros, mécanicien et ancien sous-officier d'artillerie.

Signé : J. BLANC,
D.-M. P.

Dijon, le 6 décembre 1861.

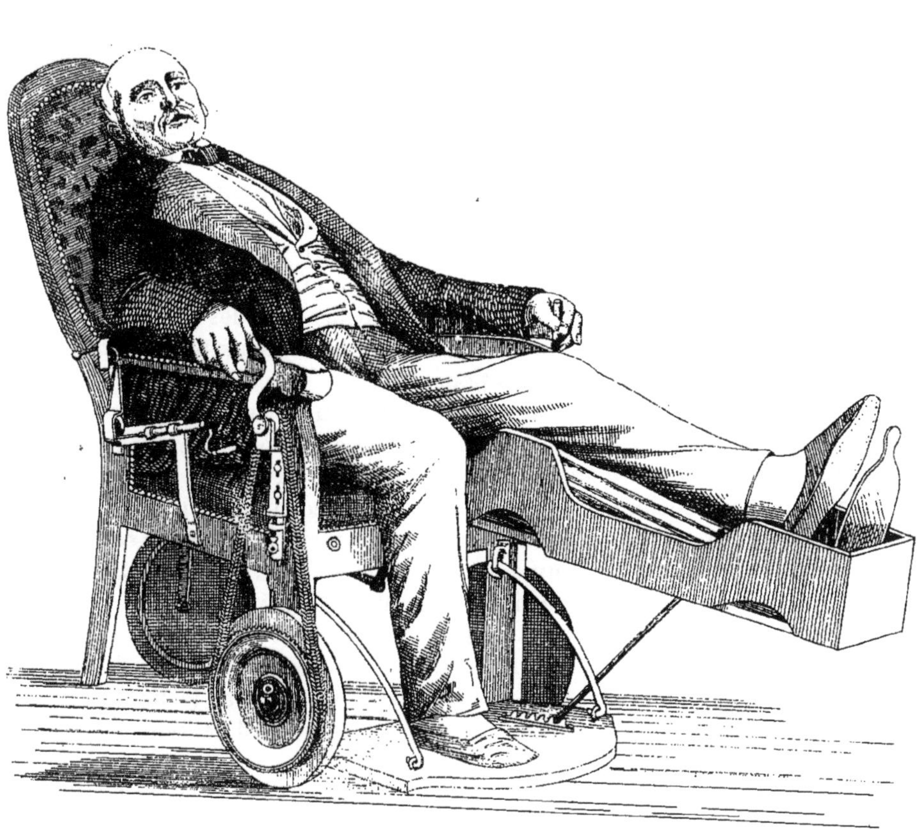

Extrait du Rapport adressé par M. le docteur Hutin, médecin en chef des Invalides, à S. E. le Ministre de la guerre, sur le Fauteuil mécanique de M. Gros, ancien sous-officier d'artillerie.

.... Tel est, Monsieur le maréchal, le fauteuil de M. Gros ; malgré les détails minutieux dans lesquels j'ai cru devoir entrer pour le décrire, et qui peuvent lui faire supposer une grande complication, il est très simple et n'exige pour ainsi dire pas d'entretien. Il est facile de le diriger dans tous les sens, sans effort et sans peine, en tournant tous les obstacles qu'il rencontre. Les mouvements en sont doux et exempts de la moindre secousse ; il peut être manœuvré dans un petit espace et pivoter sur lui-même ; un enfant de douze ans peut le conduire comme une grande personne.

Je dirai que ce fauteuil est destiné à rendre d'incontestables services dans les hôpitaux et dans la vie privée. Tous les jours, en effet, il arrive que des malades condamnés à garder le lit par l'impossibilité dans laquelle ils sont de se faire porter ou conduire, s'étiolent, s'affaiblissent et s'épuisent à défaut d'un léger exercice, d'une distraction si utile. Les paraplégiques, les hommes atteints de graves lésions aux membres inférieurs, ceux qui portent des excoriations au sacrum ou aux trochanters, et tant d'autres encore se trouvent journellement dans ce cas. C'est assurément leur venir puissamment en aide que de leur fournir un moyen commode de changer de position, d'aller de lit en lit, de voir des frères d'armes avec lesquels on parle du passé et de l'avenir ; ils parviennent à oublier leurs maux pendant quelques heures de ces journées si longues pour eux.

Le fauteuil du sieur Gros est appelé à leur rendre ce service ; il comblera un vide important dans les salles militaires. Déjà depuis bien longtemps il existe quelque chose d'analogue à l'hôtel des Invalides, où un certain nombre de ses pensionnaires ont des chariots mécaniques qu'ils mettent en mouvement eux-mêmes ; mais ces chariots sont faits pour rouler sur le pavé, et l'on ne pourrait pas les employer impunément dans les salles, auxquelles le fauteuil de M. Gros est particulièrement destiné.

J'émets donc ici le vœu que V. Exc. veuille bien doter notre important établissement d'un appareil de ce modèle, et si, comme je n'en doute pas, l'avenir voit se réaliser les espérances d'amélioration que je fonde sur son usage, il me sera peut-être permis de solliciter plus tard l'extension de cette bienveillante mesure.

Le médecin en chef de l'hôpital des Invalides,

Signé : HUTIN.

Paris, le 12 octobre 1856.

LES APPAREILS DE M. GROS, MÉCANICIEN A DIJON.

Parmi les inventions de la mécanique, celles qui ont pour objet le traitement des maladies, le soulagement des malades, ou seulement leur plus grande commodité, ce que l'on pourrait, en propres termes, appeler la mécanique thérapeutique appliquée, ces inventions, disons-nous, ne méritent pas seulement l'attention des médecins et de tous ceux qu'intéressent les progrès de l'art de guérir, elles méritent aussi l'attention du public et celle de la presse; nous pourrions même ajouter leur respect.

C'est à ce titre que nous avons voulu visiter l'atelier de M. Gros, et les machines ingénieuses qu'il exécute.

Ces machines sont de trois sortes, savoir : un lit mécanique pour les malades, un appareil à extension pour faciliter le traitement des ruptures dans les membres inférieurs, enfin un fauteuil mécanique, qu'on pourrait appeler *automobile,* tant il se meut aisément.

M. Gros est un ancien sous-officier d'artillerie qui a véritablement en lui le génie de la mécanique. Sans doute il n'a pas eu la première idée, l'idée mère des inventions que nous venons d'énumérer; mais il les a tellement et si bien perfectionnées, qu'avec la forme et le degré de facile emploi qu'il a su leur donner, on peut dire qu'il en est le véritable créateur. Aussi a-t-il pu prendre, sans encourir aucun reproche de plagiat, des brevets qui lui en garantissent le titre et les droits.

Disons un mot d'abord de son lit mécanique, ou plutôt, pour employer le mot propre, de l'appareil imaginé par lui pour être adapté à toutes espèces de lit et y rendre désormais faciles les soins de toute nature à donner aux malades, les mouvements ou les déplacements que peuvent exiger leurs traitements.

« Qui de nous, » disaient dans leur rapport à l'Académie impériale de médecine, les docteurs Jobert et Bégin, qui avaient reçu d'elle la mission d'examiner l'appareil de M. Gros et de lui en rendre compte, « qui de nous n'a été frappé presque chaque jour dans nos hôpitaux, et plus encore dans la pratique civile, du labeur prolongé autant que pénible qu'entraîne, pour certains malades ou blessés, le changement de draps de lit, le pansement des plaies aux régions postérieures du tronc, le placement ou le retrait des vases destinés à recevoir les déjections, l'administration des bains et tant d'autres circonstances de la vie morbide, si l'on peut s'exprimer ainsi, qu'il serait trop long d'énumérer?

« Combien de fois la durée de ces manœuvres, l'obligation de réunir pour les exécuter plusieurs infirmiers ou hommes doués d'une force suffisante, la fatigue qu'elles occasionnent, les difficultés que le poids, la prostration, la douleur, les cris, l'agitation, la résistance des malades, apportent à leur accomplissement; combien de fois, disons-nous, ces obstacles, contre lesquels on ne lutte pas toujours avec succès, ne portent-ils pas à les éloigner autant que possible et à négliger, ou du moins à ne pas rendre aussi complets qu'ils devraient l'être des soins de propreté d'autant plus essentiels que les affections qui les rendent nécessaires sont plus graves? »

Eh bien! toutes ces difficultés, tous ces inconvénients, tous ces embarras disparaissent avec l'emploi de l'appareil de M. Gros. Nous n'entreprendrons pas, pour le démontrer, d'en faire ici la description. Cette description, pour être bien comprise, demanderait trop de place. Nous nous contenterons de dire, avec le rapport dont nous venons déjà de citer un extrait, que l'appareil de M. Gros permet de donner aux malades, sans fatigue, avec régularité et précision, tous les soins de propreté que leur état réclame; de leur faire prendre, sans secousse, sans souffrance, toutes les positions que le traitement de leur maladie rend nécessaires, qu'on peut les changer de lit, les mettre au bain et les en retirer, sans la moindre secousse, sans qu'ils en éprouvent aucun inconvénient, aucun malaise. Nous ajouterons enfin, et c'est là un des grands avantages de l'appareil de M. Gros, que la manœuvre en est si simple et si facile, qu'elle n'exige qu'une faible dépense de force, et qu'une seule personne y suffit.

Passons maintenant à l'appareil à extension.

Celui-ci, dont l'emploi est beaucoup plus restreint, puisqu'il ne peut servir que dans le cas où un membre inférieur est rompu ou démis, n'en a pas moins un haut degré d'utilité. L'un des principaux avantages qu'il présente, c'est qu'il permet d'opérer l'extension nécessaire du membre rompu à l'aide d'une action lente, graduelle et continue, qui évite les secousses et est à peine sentie par le blessé.

Un autre avantage de cet appareil, non moins précieux que le précédent, c'est qu'il prévient tout raccourcissement des membres. Tous les docteurs qui en ont fait usage s'accordent pour en conseiller l'emploi.

Terminons par le fauteuil mécanique ce que nous nous sommes proposé de dire des utiles inventions de M. Gros.

Ce fauteuil, d'une mobilité extrême, peut être dirigé dans tous les sens, en avant, en arrière, à droite, à gauche, avec une précision pour ainsi dire mathématique, et avec si peu d'effort que l'emploi de la force dépensée équivaut à peine au poids d'un kilogramme. Pour le faire avancer ou reculer, il suffit que la personne assise dans le fauteuil tourne une manivelle placée à portée de sa main droite, et pour le diriger obliquement ou le faire même pivoter sur lui-même, il suffit qu'elle fasse décrire à une tringle, placée à portée de sa main gauche, un angle plus ou moins ouvert, selon la direction qu'elle veut imprimer à la marche du fauteuil.

Ce mécanisme, très simple et très sûr, est appliqué par M. Gros à des fauteuils qui peuvent, en se développant, prendre la forme d'un lit de repos sans que leur mobilité cesse.

Voici en quels termes M. Hutin, médecin en chef des Invalides, apprécie les avantages des fauteuils de M. Gros, dans un rapport adressé au ministre de la guerre :

« Je dirai que ce fauteuil est destiné à rendre d'incontestables services dans les hôpitaux et dans la vie privée. Tous les jours, en effet, il arrive que les malades condamnés à garder le lit par l'impossibilité dans laquelle ils sont de se faire porter ou conduire, s'étiolent, s'affaiblissent et s'épuisent, à défaut d'un léger exercice, d'une distraction si utile. »

Le fauteuil de M. Gros a été adopté pour l'usage de l'Hôtel des Invalides, à la suite du rapport dont nous avons extrait les lignes qui précédent. Quant à son lit mécanique, il est déjà en usage dans un grand nombre d'hôpitaux, et son prix peu élevé ne saurait manquer d'en étendre chaque jour de plus en plus l'emploi.

M. Gros, nous ne craignons pas de le dire, a bien mérité de l'humanité en appliquant, depuis qu'il a quitté le service, son intelligence, ses bras, son temps, ses économies mêmes, à de si utiles travaux.

M. Gros n'est pas un industriel, il ne spécule pas sur ses inventions, et elles ne le conduiront pas, je pense, à la fortune. Il s'en console en songeant qu'elles peuvent être utiles à ceux qui souffrent et leur procurer quelques soulagements.

Signé : Hippolyte THIBAUD.

Monsieur ,

. . . .

Votre lit a été d'un grand secours à Madame la Supérieure de notre hôpital qui commence à marcher avec ses béquilles.

Je vous remercie donc , Monsieur , de votre utile concours pour cette guérison à laquelle nous attachons un vif intérêt.

Veuillez recevoir , etc.

Le Maire de Tournus,
Signé . Ch. DUGRIVEL.

Tournus, le 27 septembre 1859.

Monsieur Gros ,

J'ai l'honneur de vous donner avis que je viens de vous retourner le fauteuil mécanique que je vous avais loué.

Il m'a été très utile pendant tout le temps que je n'ai pu marcher ; mais aujourd'hui je puis m'appuyer sur ma jambe et son concours ne m'est plus aussi indispensable.

Je me ferai un plaisir de vulgariser votre invention toutes les fois que l'occasion s'en présentera.

Recevez , Monsieur , etc.

Signé : Ch. MOUTTON.

Montreau-les-Mines, le 28 novembre 1860. D.-M.

Monsieur,

Je suis chargé par M. le Maire de la commune de Veuxhaulles, arrondissement de Châtillon, de vous prier de lui adresser un de vos *appareils à lever les malades*, ou lit mécanique ; dans une circonstance toute récente M. Ed. Maître a pu apprécier les avantages incontestables de vos appareils, et est désireux d'en doter la commune qu'il administre avec autant d'humanité que de générosité.

. . . .

Je ne veux pas terminer cette lettre, Monsieur, sans rendre justice à la simplification que vous avez apportée à la construction des lits nosophores ; je suis heureux en même temps d'être auprès de vous l'interprète des sentiments de gratitude de la part des malades de l'hôpital ou de la ville que des accidents variés ont contraint de recourir à l'emploi de votre excellent appareil.

Agréez, Monsieur, etc.

Châtillon-sur-Seine, le 13 mars 1861.

Signé : L. BOURÉE,
D.-M., chirurgien de l'hospice.

Dijon. — Imprimerie J.-E. Rabutôt, place Saint-Jean, 1 et 3.

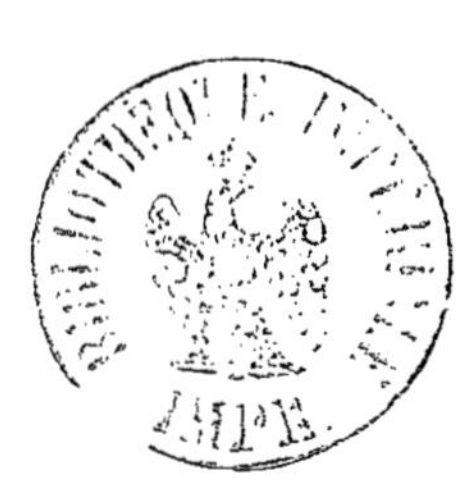